AF457214

PIÈCES RELATIVES

A LA SUSPENSION

DE M. LALLEMAND,

PROFESSEUR A LA FACULTÉ DE MÉDECINE DE MONTPELLIER,

DANS SES FONCTIONS DE CHIRURGIEN EN CHEF
A L'HÔPITAL SAINT-ÉLOI.

..... resigno quæ dedit, et meâ
Virtute me insolvo, probamque
Pauperiem sine dote quæro.
HORACE, lib. III, ode XXIII.

METZ,
DE L'IMPRIMERIE DE C. LAMORT.

1824.

AVANT-PROPOS.

De retour au sein de ma famille, au milieu de mes anciens amis et de mes confrères, après dix mois d'une suspension dont ils ignorent la cause, je ne pourrais, sans m'avouer coupable, garder plus long-temps avec eux un silence obstiné. D'un autre côte, il est des choses dont on ne peut avoir une idée exacte sans en connaître bien tous les détails, et je ne puis faire faire un grand nombre de copies de toutes les pièces dont la connaissance est nécessaire. Je n'ai qu'un moyen expéditif d'en avoir un certain nombre d'exemplaires, c'est de les faire imprimer. Mais pour ôter à cette impression toute apparence hostile, je commence par déclarer que je n'ai aucune raison de me plaindre des effets de cette suspension, que j'ai complétement oublié les motifs de quelques actions en faveur de leurs résultats, et que j'ai beaucoup à me louer de l'impartialité de M. le recteur dans cette circonstance. Je saisis cette occasion pour lui en témoigner ma reconnaissance.

Aucun sentiment d'aigreur ou de mécontentement n'influant sur ma détermination, je ne me permettrai ni réflexions, ni commentaire. Mes amis voudront donc bien se rappeler que ceci n'est pas un *mémoire*, mais une *copie imprimée* de pièces que l'autorité compétente a elle-même entre les mains, et dont la communication ne peut avoir d'intérêt que pour eux.

J'ai mis en caractère italique tout ce que j'ai été obligé d'y ajouter pour en faciliter l'intelligence. Les notes et renvois, en caractère romain, se trouvent sur les pièces originales.

PIÈCES RELATIVES

A LA SUSPENSION

DE M. LALLEMAND.

Le 22 novembre 1823, j'ai reçu, sous le cachet de la faculté de médecine de Montpellier, les pièces suivantes.

N°. 1. *Supension.*

ACADÉMIE DE MONTPELLIER.

Le Recteur de l'académie,

Vu la plainte portée devant lui le 18 du présent mois par M. le préfet du département, contre M. Lallemand, professeur à la faculté de médecine, et en cette qualité chirurgien en chef de l'hôpital civil et militaire de Saint-Eloi;

Vu la délibération prise le 13 du même mois, contre le même professeur et sur le même sujet de plainte, par MM. les administrateurs dudit hôpital, extraordinairement assemblés sous la présidence de M. le maire de Montpellier;

Vu les pièces à l'appui de ladite plainte;

Vu la délibération du conseil académique du 20

de ce mois, dans laquelle le conseil déclare qu'il y a lieu à instruire contre M. Lallemand;

Vu l'article 30 du décret du 15 novembre 1811;

Arrête provisoirement ce qui suit:

Art. 1er. A dater de ce jour et en attendant que l'affaire contre M. Lallemand soit instruite par le conseil académique et définitivement jugée par le conseil royal, ce professeur suspendra son service et ses leçons à l'hôpital Saint-Eloi.

Art. 2. M. Delpech, professeur à la même faculté de médecine sera chargé de le remplacer.

Art. 3. Le présent arrêté sera transmis au conseil royal de l'Université; il sera également transmis à M. le préfet du département de l'Hérault, et à M. le doyen de la faculté de médecine de Montpellier, afin qu'ils en assurent l'exécution, chacun en ce qui les concerne.

Fait au chef-lieu de l'académie, le 21 novembre 1823.

Signé V. de BONALD.

Pour copie conforme :

Le secrétaire de l'académie de Montpellier,

F. GUIBERT.

N°. 2. *Plaintes et griefs.*

Montpellier, le 21 novembre 1823.

Le Recteur de l'Académie,

A Monsieur Lallemand, professeur à la faculté de médecine;

Monsieur,

Une plainte a été portée contre vous le 18 du présent mois par M. le préfet, M. le maire et MM. les administrateurs de l'hôpital St.-Eloi, à l'occasion d'un certificat que vous avez délivré le 29 octobre dernier, au colonel Minusir, prisonnier espagnol.

Cette plainte a été soumise au conseil académique, conformément à l'article 94 du décret du 15 novembre 1811. Le conseil a décidé le 20 de ce mois qu'il y avait lieu à instruire, et qu'en conséquence communication vous serait donnée des plaintes et griefs portés contre vous.

M. le préfet et MM. les administrateurs vous reprochent dans le certificat ci-dessus mentionné,

1°. Des assertions mensongères sur l'état sanitaire de l'hôpital St.-Eloi : vous avancez que cet hôpital est un foyer d'infection où règnent et la pourriture d'hôpital et des miasmes qui exercent de prompts ravages sur les plaies, et menacent la vie des blessés; assertions qui paraissent contraires au rapport que vous avez fait vous-même, le 18 du mois de septembre dernier, sur l'état de l'hôpital.

2°. On vous reproche des expressions injurieuses pour l'autorité, au sujet de sa conduite envers le prisonnier espagnol; conduite que vous représentez sous les couleurs les plus odieuses. M. le préfet fait observer à cet égard, que M. le colonel Minusir partit sur la demande qu'il en fit lui-même, bien qu'il eût obtenu un sursis à son départ.

3°. On vous reproche enfin l'opinion qui perce dans ce certificat et qui paraît l'avoir dicté.

Vous voudrez bien, monsieur, conformément à l'article 102 du décret déjà cité, fournir réponse dans la huitaine, sur les divers chefs d'accusation que je vous transmets.

Vous trouverez ci-joint une copie du certificat qui donne lieu à la plainte (*voyez la pièce n°. 3*), et le rapport des médecins nommés par arrêté de M. le préfet, en date du 8 de ce mois, pour vérifier l'état sanitaire de l'hôpital (*voyez la pièce n°. 4*).

En attendant le jugement définitif du conseil de l'université, j'ai décidé que vous suspendriez votre service à l'hôpital.

Recevez, Monsieur, l'assurance de ma considération distinguée.

Le recteur de l'académie,

V. de BONALD.

N°. 3. *Certificat délivré au colonel Minusir.*

Montpellier, 21 novembre 1823.

Je soussigné, professeur à l'école de médecine de Montpellier, chirurgien de l'hôpital civil et militaire de la même ville, etc., certifie, *à qui il appartiendra*, que les deux plaies que le colonel Minusir porte à l'épaule droite, étant en pleine suppuration, il ne peut, sans le plus grand danger, en ce moment, continuer sa route.

Quant à sa répugnance à entrer à l'hôpital, je me contenterai de faire observer que j'ai maintenant chez moi un jeune soldat français auquel j'ai coupé la cuisse, il y a six semaines, qui a failli périr de la pourriture d'hôpital qui s'était emparée de sa plaie; depuis huit jours au plus que je l'ai retiré du foyer de l'infection, il est presque guéri. Si les miasmes de l'hôpital ont exercé des ravages si prompts sur une plaie récente et prête à se cicatriser, à plus forte raison, agiront-ils sur deux plaies graves et anciennes.

Le colonel Minusir n'a pas passé des momens assez agréables à Montpellier pour qu'il puisse désirer d'y prolonger son séjour, et je déclare que depuis quinze jours il ne cesse de hâter de ses vœux le moment de son départ. Je déclare en outre, que soit qu'il entre à l'hôpital ou qu'il parte, s'il en résulte des accidens dont on ne peut prévoir les suites, je regarderai sa mort comme un véritable assassinat que je laisserai sur la conscience *de qui il appartiendra.*

Signé LALLEMAND.

Pour copie conforme :

Pour le préfet de l'Hérault, en congé, le secrétaire-général, délégué,

Signé AMÉDÉE VERNHETTE.

Pour copie conforme :

Le recteur de l'académie, V. DE BONALD.

N°. 4. *Rapport sur l'état sanitaire de l'hôpital.*

Nous soussignés, docteurs en médecine et docteurs en chirurgie, chargés par arrêté de M. le préfet de l'Hérault, en date du 8 de ce mois, à nous communiqué le même jour par M. le maire de Montpellier, de visiter l'hôpital civil et militaire de cette ville, afin de vérifier 1°. si la pourriture d'hôpital règne dans cet établissement au point d'exercer de prompts ravages sur les malheureux blessés; 2°. si ce même établissement est infecté de miasmes qui puissent compromettre la salubrité nécessaire aux malades;

Déclarons, après nous être rendus sur les lieux et y avoir pris toutes les précautions nécessaires pour prononcer avec connaissance de cause, que nous n'avons trouvé aucune des plaies qui y sont soignées actuellement, frappées de pourriture d'hôpital, et que conséquemment les blessés sont exempts des ravages qui l'accompagnent;

Nous déclarons en outre, qu'ayant visité toutes les salles de l'établissement, nous n'y avons rien découvert qui annonçât l'existence de miasmes qui puissent compromettre la salubrité nécessaire aux malades: que nous avons vu les salles parfaitement aérées et tenues avec une propreté qui ne laisse rien à désirer, propreté qui règne d'ailleurs dans tout le reste de la maison.

Fait double à Montpellier, le 10 novembre 1823.

Signé CHRESTIEN, ROUCHER, médecins; ESTOR, chirurgien.

Pour copie conforme:
Pour le préfet en congé, le secrétaire-général, délégué,
Signé AMÉDÉE VERNHETTE.
Pour copie conforme:
Le recteur de l'académie de Montpellier, V. DE BONALD.

Ayant demandé à M. le recteur copie des pièces qui avaient motivé la délibération du conseil académique, j'ai reçu le lendemain les deux suivantes.

N°. 5. *Lettre de MM. les administrateurs des hospices, à M. le préfet de l'Hérault.*

Montpellier, le 14 novembre 1823.

M. le préfet, nous nous empressons d'avoir l'honneur de vous adresser la délibération que nous avons prise pour obtenir une satisfaction accomplie de la calomnie du sieur Lallemand.

Nous osons espérer, M. le préfet, que vous la trouverez assez juste pour la revêtir de votre approbation et pour l'appuyer de toute l'influence de votre autorité, pour en obtenir la prompte et entière exécution.

Nous avons l'honneur d'être, avec respect, M. le préfet, vos très-humbles et très-obéissans serviteurs.

Signé BARTHELEMY fils, le marquis d'Ax-dAXAT, RECH, MASCLARY, St.-HYPPOLITE, BOUSSAIROLLES, PERIDIER.

Pour copie conforme :

Pour le préfet en congé, le secrétaire-général, délégué,

Signé AMÉDÉE VERNHETTE.

DÉLIBÉRATION DE LA COMMISSION DES HOSPICES DE MONTPELLIER.

Du 13 novembre 1823, dans le bureau de l'Hôtel-Dieu St.-Eloi, de Montpellier, MM. les commissaires-administrateurs soussignés assemblés.

La commission administrative des hôpitaux de la ville de Montpellier, extraordinairement assemblée, sous la présidence de M. le maire, a pris la délibération suivante :

Il a été rappelé que le 6 de ce mois, M. le maire avait communiqué à la commission administrative, une lettre de M. le préfet, qui annonçait que l'hôpital St.-Eloi était devenu un foyer du putréfaction, dans lequel il était dangereux d'introduire des malades. D'après cette communication, la commission s'empressa d'écrire à M. le préfet que sa religion avait été trompée, et lui demander justice de cette calomnie. Ce magistrat, pour s'assurer positivement si le fait qui était avancé était exact ou non, nomma une commission composée de MM. Chrestien et Roucher, docteurs en médecine, et de M. Estor, docteur en chirurgie, à l'effet de vérifier l'état de l'hôpital sous le rapport sanitaire. Ces messieurs ayant fait la visite de l'hôpital ont fourni leur rapport et il en est résulté que l'état sanitaire de cet établissement ne laisse rien à désirer, et qu'il n'y a aucune pourriture d'hôpital, ni aucun miasme qui puisse donner la moindre crainte. M. le préfet a bien voulu communiquer ce rapport à la commission administrative qui, pleine de reconnaissance pour toutes les peines qu'il a bien voulu prendre dans une circonstance aussi pénible, l'a supplié de vouloir bien lui faire connaître la personne, qui, par ses fausses assertions, n'a pas craint d'appeler son attention sur un objet aussi essentiel. M. le préfet ayant eu la bonté de céder à cette prière, a communiqué à la commission administrative la pièce suivante :

Suit la copie du certificat délivré par M. Lallemand (*voyez n°.* 3).

La commission administrative considérant que si les faits calomnieux qui lui sont imputés, partaient d'une personne étrangère à l'hôpital, il lui importerait peu de donner suite à une pareille inculpation, mais qu'il en est tout autrement lorsqu'elle part d'un professeur en chirurgie chargé du service de l'hôpital, et qu'alors on peut en tirer la plus grande conséquence, puisqu'elle doit avoir pour résultat de désigner comme un lieu de putréfaction et un azile de mort un établissement consacré au soulagement de l'humanité.

Considérant qu'il est bien extraordinaire que celui qui, par ses fonctions, est appelé à soulager les maux des militaires et des malades qui se rendent à l'hôpital, et qui par devoir doit en observer l'état et le faire connaître aux administrateurs, s'oublie au point de fournir un certificat qui, en constatant le prétendu mauvais état de l'hôpital dont il est chargé, constate en même temps le peu de soin qu'il en aurait et le peu de surveillance de l'administration.

Considérant que l'on ne peut attribuer la conduite de M. Lallemand dans cette occasion, et la contradiction manifeste qui existe entre le certificat par lui délivré et le rapport qu'il a rédigé et signé le 18 septembre dernier, avec MM. les professeurs Lafabrie et Caizergues, qu'à une exaltation telle qu'il y aurait danger imminent à laisser dans les mains de ce médecin le soin des blessés.

D'après ces motifs, vu l'urgence, la commission délibère :

1°. Que, dès ce jour et provisoirement, le service

de l'hôpital Saint-Eloi cessera d'être fait par M. Lallemand;

2°. Que M. Delpech, professeur de clinique externe, sera invité à prendre sur-le-champ le service, jusqu'au remplacement définitif de M. Lallemand;

3°. M. le préfet est prié de prendre les moyens nécessaires pour que ce remplacement définitif soit effectué le plutôt possible.

La présente délibération sera adressée sur-le-champ à M. le préfet, avec prière de la revêtir de son approbation.

Signé le marquis d'Ax-dAxat, Boussairolles, St.-Hyppolite, Rech, Masclary, Peridier, Barthelemy fils.

Pour copie conforme :
Pour le préfet en congé, le secrétaire-général, délégué,
Signé AMÉDÉE VERNHETTE.

Pour copie conforme :
Le recteur de l'académie, V. de BONALD.

N°. 6. *Lettre de M. le secrétaire-général à M. le recteur de l'académie, au sujet de la plainte portée par MM. les administrateurs de l'hôpital St.-Eloi.*

Montpellier, le 18 novembre 1823.

M. le recteur, j'ai l'honneur d'appeler votre attention sur une affaire infiniment importante que j'ai dû vous dénoncer, parce que la répression en est toute dans vos attributions.

Un colonel espagnol, prisonnier de guerre, arrivé à Montpellier, fit demander et obtint, par l'intermédiaire de M. Lallemand, professeur à l'école de médecine et chirurgien en chef de l'hôpital civil et militaire de St.-Eloi, et sur un premier certificat délivré par ce dernier, de prendre un logement en ville. Malgré tous les inconvéniens qui pouvaient en résulter, la permission fut accordée, sous la surveillance d'un gendarme qui devait être à poste fixe dans les appartemens de ce colonel.

Assez long-temps après, l'ordre d'entrer à l'hôpital ou de continuer sa route ayant été signifié à ce prisonnier de guerre, par le chef d'escadron de gendarmerie, que l'obligation d'avoir toujours un planton à la porte du colonel gênait beaucoup dans son service, celui-là se refusa d'abord à partir, et pour justifier ce refus, transmit à M. le lieutenant-général commandant la division, le certificat dont vous trouverez ici une copie conforme sous le n°. 1 (*voyez n°.* 3). Ce certificat me fut adressé le 3 novembre par M. le chef d'escadron de gendarmerie, en m'annonçant que le colonel Minusir était enfin parti la veille, *sur la demande qu'il en avait faite lui-même*, bien qu'il eut cependant obtenu un sursis à son départ.

Quel ne fut pas mon étonnement, je dois ajouter et mon indignation, en lisant un certificat qui dénonçait l'hôpital St.-Eloi comme un lieu *d'infection*, où régnaient et la *pourriture d'hôpital* et des miasmes dont *les ravages* étaient *si prompts* qu'il y allait de la vie des malheureux blessés.

Bien que je ne pusse pas supposer qu'un établissement si justement renommé par sa salubrité, par sa propreté et par le zèle de ses honorables administrateurs, fût devenu tout-à-coup un *foyer d'infection*, je dus cependant faire part à la commission administrative des renseignemens on ne peut pas plus graves et plus fâcheux que je recevais sur l'état sanitaire de l'hôpital de St.-Eloi.

Cette commission me répondit aussitôt, en me faisant part de son étonnement et de son indignation d'une calomnie aussi atroce; elle joignit à sa réponse un rapport fait peu de temps avant, à l'occasion de quelques réclamations de l'autorité militaire, sur l'état sanitaire de ce même hospice. Je lus au bas de ce rapport le nom de M. Lallemand; j'ai su depuis qu'il s'était volontairement chargé de le rédiger. Vous en trouverez ici une copie conforme sous le n°. 2.

L'administration ne se crut pas ainsi suffisamment justifiée; elle me pria de prendre *telle mesure que je jugerais convenable pour qu'une justice éclatante lui fût rendue*.

La gravité des faits avancés et certifiés d'une part, le désir d'obtenir une justice éclatante exprimée d'autre part, me décidèrent à nommer une commission de gens de l'art, afin de vérifier et constater l'état sanitaire de l'hôpital St.-Eloi. Je pris en conséquence l'arrêté dont j'ai l'honneur de vous transmettre une copie conforme sous le n°. 3.

Le rapport de cette commission fut on ne peut plus satisfaisant, puisque rien *n'était à désirer* dans cet établissement. Je m'empressai d'en transmettre une copie à MM. les administrateurs, en leur témoignant combien j'étais heureux de n'avoir que des éloges à donner à leur zèle et à leur sollicitude. Vous trouverez, sous le n°. 4, une copie de ce rapport.

Je reçus le lendemain 13 novembre, en réponse à la communication que j'avais faite à la commission administrative du rapport des docteurs médecins et chirurgiens, une lettre dans laquelle MM. les administrateurs me priaient instamment de leur faire connaître l'auteur d'une aussi noire calomnie, afin qu'ils *pussent prendre les mesures convenables.*

Bien convaincu de la sagesse et du zèle éclairé d'une administration aussi recommandable et à laquelle je crus devoir cette marque de déférence et de confiance, je lui transmis une copie de certificat délivré par M. Lallemand au colonel espagnol.

Cette commission administrative, extraordinairement convoquée, a pris, sous la présidence du maire de Montpellier et tous les membres présens, un seul, collègue de M. Lallemand, excepté, la délibération dont j'ai l'honneur de vous transmettre une copie sous le n°. 5.

S'il eût été dans mes attributions de pouvoir faire exécuter, même provisoirement, cette délibération, je n'eusse pas balancé un instant. J'étais trop convaincu de la justice de la réclamation, trop indigné contre l'auteur d'une aussi noire et aussi coupable calomnie, pour ne pas user de tous mes pouvoirs dans cette circonstance : mais je ne pouvais méconnaître les lois qui régissent la juridiction et la discipline des membres de l'université. M. Lallemand, professeur à l'école de médecine, s'est rendu coupable du délit que je vous dénonce à l'occasion de l'exercice de ses fonctions, et même dans l'exercice de ses fonctions : c'est donc à vous, monsieur le recteur, que la répression en est réservée, d'après le décret du 15 novembre 1811, et conformément à celui du 17 mars 1808. Sans doute, d'après la loi commune, les médecins des hospices sont placés sous l'autorité administrative, et il appartient à celle-ci de prendre à leur égard les mesures convenables; mais ici le cas est exceptionnel. M. Lallemand n'est chirurgien en chef de l'hôpital St.-Eloi qu'en sa qualité de professeur de clinique externe à l'école de médecine, et alors il n'appartient qu'à l'université de le juger en cette qualité.

J'espère, monsieur le recteur, que vous sentirez comme moi combien est coupable l'homme qui occupe un rang honorable dans la société, lorsqu'il calomnie un établissement également recommandable et intéressant, et dont les soins les plus chers lui sont confiés. Comme moi, vous sentirez combien il est pénible à une administration aussi honorable que celle qui veille avec autant de désintéressement que de zèle aux besoins de l'humanité malheureuse, de s'entendre calomnier et décrier par celui-là même qui, par sa position, peut donner le plus de poids à des assertions aussi perfides. Comme moi, vous apercevrez sans peine le sentiment qui a pu inspirer une pareille assertion, une diffamation aussi gratuite. Que s'il vous restait encore quelque doute à cet égard, veuillez fixer votre attention sur le dernier paragraphe de ce certificat, et bientôt il n'en existera plus. Dans cette dernière partie que je pourrais appeler politique, M. Lallemand, après avoir diffamé, calomnié l'hôpital St.-Eloi, va jusqu'à outrager, jusqu'à dénoncer à l'opinion publique l'autorité sur la *conscience de laquelle* il laisse les accidens qui peuvent résulter soit *du départ*, soit *de l'entrée à l'hôpital* du colonel espagnol, prisonnier de guerre. Il ose même, ne *pouvant pas prévoir quelles seront les suites des accidens occasionnés soit par le départ*, soit par *l'entrée à l'hôpital*, aller jusqu'à dire *qu'il regardera la mort* de ce prisonnier comme un *véritable assassinat* qu'il laissera *sur la conscience de qui il appartiendra.*

Je me fais un devoir de n'ajouter aucune réflexion à un passage aussi extravagant que criminel. C'est à vous qu'il est réservé de le juger.

Je me borne à réclamer de votre zèle une justice prompte, sévère et éclatante. Je la réclame comme chargé de veiller aux intérêts des établissemens de bienfaisance. Je la réclame comme une réparation due à une administration on ne peut plus honorable. Je la réclame enfin comme premier magistrat du département, dans l'intérêt de l'autorité outragée.

Je dois vous informer d'ailleurs que je viens de rendre compte de cette même affaire à S. Exc. le ministre de l'intérieur.

Recevez, monsieur le recteur, l'assurance de ma considération très-distinguée.

Pour le préfet de l'Hérault, en congé, le secrét. général, délégué.

Signé AMÉDÉE VERNHETTE.

Pour copie conforme :

Le recteur de l'académie, V. DE BONALD.

N°. 7. *Accusé de réception.*

Montpellier, le 24 novembre 1823.

Monsieur le Recteur,

J'ai lu avec le plus grand étonnement les deux pièces que vous avez eu la bonté de me faire transmettre ce matin, et j'ai relu avec un grand plaisir l'acte d'accusation fait par vous. J'éprouve le besoin de vous témoigner ma reconnaissance de la bonté que vous avez eue d'adoucir les formes en laissant subsister le fond; c'est cet acte d'accusation seul que je prendrai pour guide dans mes réponses, les autres pièces me feraient sortir de la modération que je suis résolu d'apporter dans ma défense. Je juge les hommes par leurs actions, et les égards que vous montrez pour un accusé me donnent la certitude qu'il trouvera en vous un juge impartial; je me réserve, lorsque les convenances me le permettront, de vous en remercier en personne.

Agréez, monsieur le recteur, l'assurance de la considération distinguée avec laquelle j'ai l'honneur d'être.

Votre très-humble et très-obéissant serviteur,

LALLEMAND.

N°. 8. *Mémoire en réponse aux plaintes et griefs articulés dans la pièce n°. 2.*

J'ai sous les yeux les différentes pièces qui m'ont

été transmises par le conseil académique, et qui ont servi de base à ses décisions et au résumé des imputations dont j'ai à me justifier. C'est ce résumé seul qui me servira de guide, parce que, en conservant le fond des pensées, M. le recteur les a dépouillées de l'apreté et de la violence des expressions dont les passions les ont revêtues.

« M. le préfet et MM. les administrateurs vous » reprochent, dit M. le recteur, des assertions men- » songères sur l'état sanitaire de l'hôpital St.-Eloi. » Vous avancez que cet hôpital est un foyer d'in- » fection où règnent et la pourriture d'hôpital et » des miasmes qui exercent de prompts ravages sur » les plaies et menacent la vie des blessés; asser- » tions qui paraissent contraires au rapport que vous » avez fait vous-même le 18 du mois de septembre » dernier sur l'état de l'hôpital. »

Je vais exposer les faits, je les examinerai ensuite.

Le 17 septembre dernier, MM. les administrateurs de l'hôpital St.-Eloi nous communiquèrent, à MM. Lafabrie, Caizergues et moi, des plaintes portées par l'autorité militaire sur différens points du service dudit hôpital. Je me chargeai d'autant plus volontiers d'y répondre, qu'elles me parurent peu fondées (1). Ces plaintes portaient 1°. sur ce que les militaires fiévreux auraient été renvoyés avant d'être

(1) *Ce rapport du 18 septembre était annexé au mémoire.*

guéris; 2°. sur ce qu'une partie des malades aurait servi d'infirmiers à d'autres; 3°. sur ce que le nommé Bertrand aurait manqué de tous les soins que réclamait son état; 4°. sur ce que des sangsues prescrites au susdit Bertrand n'auraient pas été appliquées; 5°. sur ce que les salles ne seraient pas tenues dans un état de propreté suffisant; 6° sur ce que les cadavres séjourneraient trop long-temps dans la salle des morts; 7°. enfin, sur ce que des infirmiers auraient quelquefois été obligés de faire des pansemens faute de sous-aides.

Je me plus à réfuter en détail toutes ces assertions, et en particulier celle qui avait rapport à la tenue des salles et aux soins de propreté. Je ne craignis pas d'affirmer que « si l'hôpital St.-Eloi ne peut être cité pour son étendue, il en est peu qu'on puisse lui comparer pour la distribution des courans d'air et pour la propreté ». Ce rapport fut signé le lendemain 18.

Le 17 septembre, jour de la susdite communication, il n'y avait dans les salles St.-Côme et St.-Eloi, destinées aux blessés, que 64 malades, ainsi que le prouve le relevé des cahiers de visite. Mais, quelques jours après, on commença à recevoir dans ces deux salles, des blessés espagnols. Le 24 septembre, le nombre des malades se monta à 73; le 29, à 76; le 19 octobre enfin, à 88. On avait placé 14 lits supplémentaires dans le milieu de la salle

St.-Côme. Quinze autres lits supplémentaires avaient été placés sur les côtés de la salle St.-Eloi, plus étroite, et dans trois autres lits, des malades étaient couchés deux à deux (1).

A la même époque, les salles St.-Barthelemy et St.-Gabriel, qui se continuent avec les salles des blessés, étaient également encombrées. On avait mis un rang de lits au milieu de ces salles; on avait serré ceux des côtés, et placé beaucoup de malades, deux dans le même lit. Ces deux salles qui ne contiennent, dans l'état ordinaire, que 59 lits, ont contenu jusqu'à 98 malades, la plupart couchés deux à deux.

Depuis le commencement de l'évacuation des prisonniers espagnols, les salles St.-Côme et St.-Eloi, étant encombrées, plusieurs plaies devinrent grisâtres, blafardes, et commencèrent à offrir des signes non équivoques de pourriture d'hôpital. Je les cautérisai et les pansai avec l'éther sulfurique que je regarde comme un des médicamens les plus puissans contre cette terrible complication. J'en fis même une telle consommation, que les religieuses de la pharmacie m'en firent plusieurs fois la remarque. Ce fut vers cette époque, que la plaie du nommé

(1) Voir le relevé des cahiers de visite. Dans ce relevé je n'ai pas compris les fiévreux qu'on avait été obligé de faire refluer dans le rang du milieu de la salle St.-Côme. (*Ce relevé était annexé au mémoire*).

Braille, soldat au 18e. régiment de ligne, 3e. bataillon, 6e. compagnie, auquel j'avais amputé la cuisse, un mois avant, devint tout-à-fait noire, saignante, et que je manifestai dans mes leçons cliniques, des craintes pour ses jours, s'il restait exposé à l'influence de la cause qui avait produit la pourriture (l'encombrement de la salle). Le 21 octobre il eut une hémorrhagie par l'extrémité du moignon, et je demandai à le faire transporter chez moi : ce qui fut exécuté le lendemain 22, sur une autorisation de M. le sous-intendant militaire Legras. (Voir le relevé des cahiers de visite). Pendant le trajet, il eût une nouvelle hémorrhagie plus considérable que la première, et à laquelle il faillit succomber. Cependant, au bout de huit jours, la pourriture d'hôpital avait disparu sans que j'eusse employé d'autres moyens que ceux que j'avais mis en usage à l'hôpital. N'est-il pas évident, d'après cela, que la pourriture d'hôpital était due à l'encombrement des salles, et qu'elle a cessé parce que le malade a été soustrait à l'influence de la cause qui l'avait fait naître?

C'est à l'époque où Braille commençait à se rétablir, chez moi, c'est-à-dire le 29 octobre, que je fis le certificat du colonel Minusir. J'avais évacué beaucoup de blessés espagnols et fait disparaître les lits du milieu de la salle St.-Côme; mais il existait encore 65 blessés et 7 lits doubles, dans les salles St.-Côme et

St.-Eloi. Plusieurs plaies étaient encore affectées de pourriture d'hôpital : entr'autres celles d'un militaire français et de deux militaires espagnols, dont l'une à la jambe, une à l'avant-bras et l'autre au bras. Je gardai encore chez moi le soldat Braille, dans la crainte qu'il n'eût une rechute. C'était cependant dans l'une des deux salles dont nous venons de parler, qu'on eût été obligé de placer le colonel Minusir, puisque les officiers espagnols continuaient, malgré les observations du général d'Armagnac, d'y être confondus avec les soldats. Il est donc évident que ses plaies eussent été exposées à l'influence de la cause qui avait développé chez d'autres la pourriture d'hôpital.

Je dois encore faire observer qu'à cette époque, on nous avait annoncé, à mon collègue Broussonnet et à moi, une évacuation de 150 prisonniers blessés ou fiévreux qui, à la vérité, n'eut pas lieu, mais qui était attendue d'un moment à l'autre.

A cette époque, je fis évacuer tous les militaires espagnols qui étaient à peu près guéris, ou dont les plaies commençaient à être affectées de pourriture d'hôpital; je fis sortir aussi tous les militaires français qui pouvaient achever de guérir au quartier par le repos et quelques soins de propreté : et j'en aurais renvoyé un bien plus grand nombre, sans les observations de M. le sous-intendant Legras, sur les plaintes souvent répétées des chefs de corps, à cet égard. Je fis aussi sortir tous les bourgeois qui n'avaient que des blessures légères.

M. le professeur Broussonnet fit aussi, à cette époque, plusieurs évacuations considérables de prisonniers espagnols qui débarrassèrent les salles St.-Barthelemy et St.-Gabriel, contiguës aux salles de chirurgie.

Le nombre des malades de ces diverses salles étant considérablement diminué, je crus alors pouvoir, sans danger, faire rentrer à l'hôpital le soldat Braille. Ce jour-là, 8 novembre, il n'y avait, dans les salles St.-Côme et St.-Eloi, que 55 malades (voir le relevé des cahiers de visite). Ces précautions prouvent assez que j'attachais autant d'intérêt à la santé du soldat Braille qu'à celle du colonel espagnol, et que j'attribuais la pourriture d'hôpital à l'encombrement des salles.

Enfin, lorsque, le 10 novembre la commission chargée par l'administration de faire un rapport sur l'état sanitaire de l'hôpital, s'y transporta, il n'y avait plus dans les salles St.-Côme et St.-Eloi que 50 malades; c'est-à-dire, un peu plus de la moitié de ceux qui s'y trouvaient le 19 octobre, époque à laquelle la pourriture d'hôpital avait commencé à s'y manifester; elle n'existait plus, elle ne pouvait plus exister; la commission n'a pu en trouver.

Il résulte des faits que je viens d'énoncer, dans l'ordre de leur succession et dont l'authenticité est prouvée par les pièces annexées, que l'état des plaies des blessés couchés dans les salles St.-Côme et St.-Eloi, a changé à mesure qu'on y a accumulé plus de malades : qu'ensuite plusieurs ont été affectées de pourriture d'hôpital ; que chez l'un des malades elle a été portée au point de mettre ses jours en danger : qu'elle a cessé promptement et spontanément dès qu'il a été éloigné du lieu où régnait la maladie. Ces faits sont conformes à tous ceux qu'on a publiés sur cette terrible complication : c'est même le seul point sur lequel tous les auteurs, tous les praticiens soient d'accord. Tous ont reconnu qu'elle était essentiellement due à l'encombrement, et, pour citer des faits récens et faciles à constater, je dirai que l'épidémie de pourriture d'hôpital qui en 1814, a fait tant de ravages à l'hôpital St.-Eloi, n'avait pas d'autre cause. Je citerai aussi une lettre que j'écrivis à M. le sous-intendant Legras, le 31 juillet 1822, au sujet de plaintes qui lui avaient été adressées par les autorités militaires sur la sortie de soldats incomplètement guéris (1). On y verra que, dans le même établissement, la pourriture d'hôpital s'est développée dans les salles les plus petites où les malades étaient très-rapprochés ; qu'ensuite elle s'est transmise par contagion dans des salles plus vastes et presque dégarnies ; que je la regarde *comme*

(1) *Cette lettre était annexée au mémoire.*

capable de produire les plus grands ravages dès qu'elle s'empare de la plus légère excoriation. Je pensais donc il y a un an, comme aujourd'hui; j'attachais donc assez d'intérêt à la santé des malades pour solliciter l'agrandissement de la partie de l'établissement destinée aux vénériens, pour m'exposer aux reproches des chefs de corps, en faisant sortir des soldats incomplètement guéris, afin de les soustraire aux dangers qui les menaçaient; comme je me suis exposé à d'autres reproches pour empêcher le colonel Minusir d'entrer à l'hôpital : seulement, les premiers n'ont pas eu de suites, parce qu'ils n'étaient pas susceptibles de fâcheuses interprétations.

Je dois faire observer que l'administration toujours prête à faire des sacrifices pour le bien du service, a fait l'acquisition d'un vaste corps de bâtiment attenant au quartier des vénériens; et que, depuis cette époque, la pourriture d'hôpital ne s'est pas montrée de ce côté.

Il est aujourd'hui reconnu par tous les praticiens, qu'il suffit d'accumuler les malades dans l'hôpital le plus sain, le plus propre, le mieux exposé, pour y faire naître la pourriture d'hôpital. Son apparition dans les salles de chirurgie, était une chose inévitable dès le moment qu'elles étaient encombrées, ainsi que les salles de médecine contiguës. Cet encombrement est un fait entièrement indépendant de la volonté des administrateurs, et même des autorités civiles ou militaires, des hommes de l'art, etc. C'est donc un événement qui ne peut intéresser l'honneur de personne : et je suis encore à comprendre comment l'énoncé d'un fait aussi simple a pu être taxé de calomnie par les administrateurs, a pu les porter à supposer *chez moi*, *une exaltation telle qu'il y aurait danger imminent à laisser dans mes mains le soin des blessés* (1).

Il est vrai que je parle de foyer d'infection et de miasmes: mais, ces expressions ont été tout-à-fait mal saisies. Je n'ai pas dit que l'hôpital était un foyer d'infection et encore moins un foyer de putréfaction (voyez la lettre ci-dessus indiquée). J'ai dit que j'avais retiré le malade du foyer de l'infection, ce qui est loin de signifier la même chose. Si messieurs les administrateurs étaient médecins, ils sauraient qu'on entend en médecine, par foyer d'infection, le lieu où règne telle ou telle maladie, à laquelle est exposé tout individu qui s'y trouve. Ainsi, pour prendre un exemple dans l'Hôtel-Dieu même, lorsque, l'année dernière, j'ai fait passer dans les salles des blessés, les vénériens dont les bubons étaient affectés de pourriture d'hôpital, si j'avais dit, « je les tire du foyer de l'infection pour les placer dans les salles où la maladie ne règne

(1) Voir la lettre adressée par messieurs les administrateurs à M. le préfet, n°. 5.

pas », cela n'eût certainement pas voulu dire que je regardais l'hôpital comme un foyer d'infection. La première phrase est toute médicale, son sens est limité, parfaitement déterminé : la seconde est une phrase du monde dont le sens plus étendu n'a plus la même signification.

J'ai employé l'expression de miasmes, et on a semblé croire que j'avais voulu parler de la peste ou de la fièvre jaune : mais, en médecine, nous n'avons pas d'autre expression pour désigner les émanations qui s'exhalent des corps vivans, et dont la nature, encore inconnue, agit sur l'économie sans être appréciable par les moyens physiques ou chimiques. Leur influence est telle qu'on a vu des prisonniers sains et robustes périr dans une nuit pour avoir été réunis en trop grand nombre dans une grange ou tout autre bâtiment analogue. On a donc aussi mal interprété l'expression de miasmes que celle de foyer d'infection : ni l'une ni l'autre n'entraîne l'idée de malpropreté, de négligence, etc. ; et si, à l'époque où je les ai employées, on m'eût demandé de faire un rapport sur l'état sanitaire de l'hôpital St.-Eloi, je n'aurais pas hésité à affirmer qu'il était un des plus propres, un des mieux administrés, un des mieux aérés que je connusse ; mais j'aurais ajouté que par suite de l'encombrement des salles destinées aux blessés, la pourriture d'hôpital s'était emparée de plusieurs plaies et menaçait les autres de la même complication.

En résumé, je ne me suis pas permis *d'assertions mensongères* (délibération de MM. les administrateurs) sur l'état sanitaire de l'hôpital St.-Eloi. (Je passe sous silence l'expression de calomnie employée par MM. les administrateurs).

En parlant de la pourriture d'hôpital dont était affecté le soldat Braille, j'ai énoncé un fait incontestable, à moins qu'on ne trouve moyen d'expliquer autrement les accidens qu'il a éprouvés, et d'interpréter les motifs qui me l'ont fait soigner chez moi pendant quinze jours.

Je n'ai point avancé que cet hôpital était *un foyer d'infection où régnaient la pourriture d'hôpital* et des miasmes, etc.; encore moins *un foyer de putréfaction*, comme messieurs les administrateurs me le font dire. J'ai dit que j'avais retiré le susdit Braille du *foyer de l'infection*, c'est-à-dire, du lieu où il avait contracté la pourriture d'hôpital. Je n'ai pas même dit qu'elle régnât dans l'hôpital, puisque je n'ai cité que ce seul malade. Mais, puisque celui-là avait contracté la maladie dans la salle des blessés, ne devais-je pas en conclure qu'un autre placé dans les mêmes circonstances eût été exposé au même accident? Quant aux miasmes, l'expérience de tous les siècles démontre que les émanations qui s'échappent des corps vivans agissent sur l'économie en raison du nombre des individus renfermés dans un espace donné. Or, ces émanations répandues dans l'air, et dont la nature est inconnue, ont dû recevoir un nom : il a été convenu de les appeler miasmes : j'ai dû me servir de cette expression reçue en médecine, et il est impossible de nier qu'ils aient produit la pourriture d'hôpital chez le nommé Braille, puisque sa plaie a changé d'aspect dès qu'il a été hors de la salle.

Les assertions contenues dans le certificat du colonel Minusir ne sont point en contradiction avec celles qui font le sujet du rapport que j'ai fait sur l'état sanitaire de l'hôpital 40 jours avant. Elles ne seraient pas même contradictoires quand ces deux pièces auraient été écrites le même jour, puisque elles n'ont rien de commun, attendu que, dans l'une, il n'est question que de soins administratifs, et que, dans l'autre, il ne s'agit que d'une maladie dépendante essentiellement d'une cause qu'il n'était au pouvoir de personne de faire disparaître.

Ce certificat n'est pas plus en contradiction avec le rapport de la commission chargée de constater l'état sanitaire de l'hôpital, puisque la visite des commissaires a été faite à une époque où les circonstances qui avaient amené la pourriture d'hôpital n'existaient plus.

2°. « On vous reproche, dit M. le recteur (*voyez la pièce n°. 2*), des expressions injurieuses pour l'autorité, au sujet de sa conduite envers les prisonniers espagnols : conduite que vous représentez sous les couleurs les plus odieuses. M. le préfet fait observer à cet égard, que le colonel Minusir partit sur la demande qu'il en fit lui-même, bien qu'il eut obtenu un sursis à son départ. »

Je vais encore commencer par exposer les faits :

Le colonel reçut à Perpignan, du général Rotembourg, une feuille de route portant qu'il se rendait à Montpellier, accompagné d'un médecin, dans l'intention de s'y faire opérer. Dans ce trajet, il voyagea librement et à volonté. Arrivé à l'hôtel du midi, à Montpellier, il fut surpris de voir pour la première fois, un gendarme à sa porte. Appelé près de lui, je trouvai, à la partie postérieure de l'épaule droite, une fistulle qui s'étendait jusqu'au creux de l'aisselle. Il attribuait cette fistule et les accidens qu'il éprouvait à des corps étrangers restés dans l'épaule, à la suite d'un coup de feu qui avait traversé cette partie. Je lui proposai de pratiquer une contr'ouverture du côté de l'aisselle pour les extraire. C'était son intention, mais il voulait, avant de s'y soumettre, avoir la certitude qu'on lui permettrait de se faire traiter chez lui, et d'y rester jusqu'à ce qu'il pût se remettre en route ; ce qui lui fut accordé, puisqu'on lui permit de prendre une chambre garnie en ville. Le lendemain je pratiquai l'opération dont nous étions convenus ; elle donna lieu à une hémorrhagie assez abondante pour me forcer à tamponner la plaie, ce qui produisit de vives douleurs et beaucoup de fièvre. Le lendemain, le colonel reçut ordre de partir ou d'entrer à l'hôpital. Je lui fis un certificat portant en substance que le colonel ne s'était fait opérer, que parce qu'il avait ou croyait avoir la certitude de rester chez lui jusqu'à guérison; qu'en conséquence, s'étant fait opérer la veille, une hémorrhagie avait eu lieu, et que le moindre mouvement pouvait la renouveler (1). Il resta : mais, le lendemain, on signifia à son médecin l'ordre de partir avec un convoi de prisonniers espagnols qui allait se mettre en route. Cet ordre nous fit penser qu'on avait l'intention de laisser le colonel Minusir jusqu'à entière guérison. Cependant, au bout de huit à dix jours, le colonel reçut de nouveaux ordres dont l'exécution fut ajournée à la suite d'une explication qu'il eut avec le lieutenant de gendarmerie et l'aide-de-camp du général d'Armagnac. Quelques jours s'étant encore écoulés, de nouveaux ordres exigèrent un nouveau certificat rédigé dans le même sens que le premier (2).

Bientôt après il se forma entre les deux ouvertures,

---

(1) Je demande que le certificat dont je n'ai pas pris de copie, et qui est cité dans la lettre de M. le préfet, soit mis sous les yeux du conseil académique. *Il s'est retrouvé dans les bureaux de la préfecture.*

(2) Je désire que ce certificat soit, comme le précédent, soumis à MM. les membres du conseil académique, pour qu'ils puissent juger de la modération avec laquelle ils ont été rédigés. *Il n'a pas été retrouvé.*

un abcès considérable qui semblait devoir donner issue aux corps étrangers. Il produisit de la fièvre et des symptômes spasmodiques très-alarmans. A cette époque, 26 octobre, je tombai malade et fus obligé de garder le lit. Le 28, j'appris que l'abcès s'était fait jour par la plaie inférieure, sans donner issue à aucun corps étranger. Le 29 au soir, j'étais encore dans mon lit (1), lorsque le colonel Minusir me fit dire par son compatriote Escarra que, perdant l'espoir de me voir, il me faisait prévenir qu'il avait reçu de nouveau l'ordre de partir ou d'entrer à l'hôpital. Je me rappelai dans quel état je l'avais laissé; il n'était sorti qu'une petite partie des corps étrangers renfermés dans l'épaule; ils pouvaient donner lieu à de nouveaux abcès et à de nouveaux accidens plus graves que les premiers. Je me rappelai que le colonel était privé du secours du médecin qui l'avait accompagné jusqu'à Montpellier. D'un autre côté, le soldat Braille était encore sous mes yeux, à peine remis des accidens qu'il avait éprouvés par suite de la pourriture d'hôpital. Il était tard, l'ordre du départ était donné, le certificat devait passer entre plusieurs mains: il n'y avait pas de temps à perdre. je sautai du lit et j'écrivis rapidement le certificat

(1) Les cahiers de visite peuvent faire foi que je n'ai pas fait de visite jusqu'au 31, et la sœur supérieure, celles de la pharmaçie et des salles dans lesquelles je fais le service, ont eu l'extrême bonté d'envoyer demander tous les jours de mes nouvelles.

sur les expressions duquel je reviendrai (1). Il fut aussitôt porté au colonel, qui le fit parvenir à sa destination.

Le lendemain j'appris que le colonel Minusir n'était pas parti, mais que le planton qui remplaçait le gendarme, avait ordre de ne laisser entrer que moi. Je fus donc contraint, quoique malade encore, de m'y transporter le soir pour le panser, mon aide n'ayant pu me remplacer : et pour entrer, je fus obligé de décliner mon nom et mes qualités. Nous pensâmes que cette mesure avait été provoquée par le certificat, et je conviens volontiers que l'expression qui m'était échappée avait pu paraître à l'autorité, offensive et injurieuse : si j'avais su à qui m'adresser pour en donner l'explication, je l'aurais fait sans hésiter. Quoi qu'il en soit, le colonel, privé de la société et des soins de ses compatriotes, livré à de tristes pensées, me dit, trois ou quatre jours après : « Malgré les dangers que je puis courir, » étant seul en route, et malgré le désir que j'ai » d'être délivré des corps étrangers qui sont dans » mon épaule, je n'y puis résister davantage : » j'aime mieux courir les chances du voyage, que » de mourir d'ennui, séquestré de la société. » Et,

---

(1) On a remarqué que j'avais souligné les mots « à qui il appartiendra », je n'ai eu en cela d'autres motifs que l'incertitude où j'étais de savoir si l'ordre émanait des autorités civiles ou militaires.

en effet, il sollicita son départ, malgré le sursis qui avait été accordé. Mais sa conduite et mon certificat n'ont rien de contradictoire.

Tels sont les faits relatifs au colonel Minusir : faits qu'il était indispensable de connaître pour apprécier les parties du certificat incriminées par l'autorité civile.

Quelles sont les expressions de mon certificat qui ont pu paraître *injurieuses* à l'autorité? En quoi ai-je dépeint sa conduite *sous les couleurs les plus odieuses?* J'ai dit : « le colonel Minusir n'a pas passé » des momens assez agréables à Montpellier pour » qu'il désire d'y prolonger son séjour; et je déclare » que depuis quinze jours il ne cesse de hâter de » ses vœux le moment de son départ. » Je ne vois pas ce que cette phrase peut avoir d'offensif pour l'autorité. Le colonel me disait souvent : « Si j'étais au dépôt à Bourges, je pourrais prendre un peu d'exercice et respirer l'air extérieur : je serais avec mes compagnons d'armes ». Il sentait, sans qu'il eut à se plaindre de personne, qu'il ne pouvait jouir à Montpellier des agrémens qu'il aurait eus à Bourges. Il savait que la pénurie de gendarmes rendait sa présence incommode à cause du planton qu'elle nécessitait. J'avais donc besoin de dire qu'il désirait aussi ardemment de partir qu'on désirait son départ, afin qu'on attendît pour lui en donner l'ordre, qu'il le demandât. Cette phrase était donc nécessaire et n'a rien d'injurieux.

D'un autre côté, j'avais délivré au colonel deux certificats qui n'avaient pas produit beaucoup d'effet. Je pensai qu'il fallait que l'autorité eût de biens puissans motifs pour presser avec tant d'instances le départ du colonel, ou son entrée à l'hôpital. Plein de l'idée du danger que l'un ou l'autre de ces partis pouvait lui faire courir ; chargé par la nature de mes fonctions de l'y soustraire autant qu'il était en moi, j'ai pensé que j'avais besoin, pour y parvenir, de produire une forte impression, d'intéresser la conscience de l'autorité et de la rendre moralement responsable des accidens qui pouvaient en résulter. J'ajoutai cette dernière phrase : « Je déclare en outre que, soit qu'il entre à l'hôpital, soit qu'il parte, s'il en résulte des accidens dont on ne peut prévoir les suites, je regarderai sa mort comme un véritable assassinat que je laisserai sur la conscience de qui il appartiendra ». Cette phrase, quelque peu mesurée qu'elle soit, n'est cependant point *insultante*, *injurieuse* pour l'autorité ; elle ne représente pas sa conduite *sous les couleurs les plus odieuses*, puisqu'elle est toute conditionnelle, puisqu'elle ne préjuge rien sur le parti que prendra l'autorité : elle n'aurait pu avoir ces caractères qu'au cas où, malgré les assertions motivées qui précèdent, l'autorité se serait déterminée à passer outre, en risquant l'existence du malade. Et j'étais bien sûr d'avance qu'elle avait trop d'humanité pour s'y résoudre, et ne voudrait pas prendre sur elle une pareille responsabilité morale. Le résultat a prouvé que je ne m'étais pas trompé, puisque, malgré le sentiment d'indignation qu'elle a éprouvé, elle a permis au colonel de rester.

J'ai cependant trop de franchise pour vouloir défendre une expression tellement choquante par elle-même, que la première impression doit être de révolter l'oreille de tout honnête homme. Elle n'eût dû, sous aucun rapport, entrer dans la construction de la phrase en question. J'aurais rendu plus exactement ma pensée par ces mots: « S'il en résulte des accidens dont on ne peut prévoir les suites, je n'en suis plus responsable et je les laisse sur la conscience de qui il appartiendra ». Je suis convenu dès le lendemain, qu'à une première lecture, l'autorité avait pu être scandalisée et se croire inculpée. J'avoue donc que cette phrase contient une expression inconvenante; mais elle ne représente pas la conduite de l'autorité sous les couleurs les plus odieuses. Et je désire qu'avant de la juger on veuille bien se reporter aux circonstances dans lesquelles elle a été écrite, et se pénétrer des devoirs sacrés du médecin.

3°. On me reproche enfin « l'opinion qui perce dans ce certificat et qui paraît l'avoir dicté ».

La seule opinion patente qu'on puisse y remarquer est toute médicale; elle n'a rapport qu'à la santé et aux dangers du malade. Ce n'est point une opinion (dans le sens qu'on attache sans doute à ce mot) qui l'a dicté, c'est un sentiment profond de mes devoirs, c'est le premier cri de ma conscience.

Quant à l'opinion qui y perce, comme on ne spécifie rien et que j'ai répondu à toutes les phrases, à tous les mots qui s'y trouvent; comme j'ai même expliqué pourquoi plusieurs étaient soulignés, il ne me reste plus qu'à parler des circonstances qui peuvent le faire envisager sous un point de vue politique.

C'est par les actions qu'on peut interpréter les phrases obscures. On dira peut-être: « le colonel espagnol avait embrassé la cause de la constitution, et vous lui avez délivré un certificat plein d'une chaleur que vous n'auriez pas montrée, dans les mêmes circonstances, pour un colonel français. » Sans aucun doute, car je n'aurais pas été obligé d'en faire trois ni même un seul: sa demande eût suffi. D'ailleurs je n'aurais pas eu les mêmes craintes sur son séjour à l'hôpital, parce qu'il aurait été placé dans une salle particulière. Le colonel espagnol, au contraire, eût été confondu avec ses propres soldats dans une salle encombrée de malades. Si l'on ajoutait que les militaires français y étaient aussi, et que je n'ai pas manifesté pour eux les mêmes craintes, je répondrais que je ne pouvais pas proposer qu'on les traitât en ville; et j'ai fait sortir tous ceux qui pouvaient achever de guérir au quartier, en demandant pour eux une exemption de service. J'en aurais fait sortir un bien plus grand nombre, si, sur les réclamations des chefs de corps, M. le sous-intendant Legras ne m'eût invité à les garder jusqu'à leur entier rétablissement. Si l'on consulte le tableau des mouvemens de l'hôpital, on verra que, tous les deux ou trois jours, j'ai évacué les prisonniers espagnols qui pouvaient l'être. Mais il en arrivait d'autres le lendemain. Aussitôt que ces évacuations ont cessé, le nombre des malades a diminué progressivement, au point que, le 10 novembre, jour de la visite faite par MM. les commissaires nommés à cet effet, il était réduit à cinquante.

Si l'on prétendait que c'est à cause de ses opinions politiques que j'ai porté tant d'intérêt au colonel espagnol, je répondrais que j'ai porté le même intérêt à M. de Missolz, capitaine au 62e. régiment d'infanterie de ligne, qui avait reçu, six mois auparavant, un coup de feu dans un duel qui avait pour but de soutenir la gloire de l'armée française en Espagne, et l'honneur de la famille royale. J'ai demandé, et obtenu de M. le sous-intendant Legras, la faculté de le traiter en ville.

Si l'on prétendait que j'attache plus d'importance à la vie d'un colonel espagnol, qu'à celle d'un soldat français, je demandrais si le soldat Braille ne venait pas de faire la guerre aux constitutionnels espagnols, lorsque je l'ai traité chez moi, et, s'il est beaucoup de chirurgiens et de médecins d'hôpitaux qui se chargent à leurs frais de toutes les incommodités d'un moribond pour le soustraire aux dangers qui le menacent.

Si l'on appuyait ces premiers rapprochemens par d'autres faits, si l'on faisait observer que j'ai donné aux prisonniers espagnols que j'ai traités, des souliers, des vêtemens de toute espèce, des chemises et de l'argent, tandis que je n'ai rien fait de semblable pour les soldats français, je répondrais que les uns presque nus, ou vêtus de toile, quittaient un climat brûlant pour entrer en France au commencement de l'hiver; que les autres étaient dans leur pays chaudement vêtus et bien payés. Je répondrais que toutes les fois qu'il est sorti de mes salles un malheureux, français ou étranger, militaire ou bourgeois, j'ai tâché de soulager sa misère. Je citerais, comme exemple, un fait particulier, parce qu'il est facile à constater. Il y a environ six semaines que le lieutenant de gendarmerie de Pages, dont on ne suspectera pas les opinions, m'adressa un ancien militaire qui portait à la poitrine une fistule suite d'un coup de feu, et s'en retournait dans ses foyers, à peu près dénué de tout. Après l'avoir guéri, je priai les sœurs de la pharmacie de lui acheter, pour moi, souliers, pantalon, gilet, veste, chemise et chapeau, et je lui remis de l'argent pour faire sa route. Si l'on désire prendre des renseignemens sur des faits analogues, je m'en réfère au témoignage de ces excellentes sœurs que j'ai presque toujours priées de se charger de ces soins, dont elles s'acquittaient avec autant de zèle que d'économie.

Est-ce donc par opinion politique que j'ai participé aux actes de bienfaisance de monseigneur l'évêque de Montpellier? que j'ai recueilli chez moi Louis Gas, douanier, auquel j'avais amputé la cuisse? que j'ai donné au tailleur Julian, place du Palais, 400 fr. pour apprendre son état au nommé Collins qui ne pouvait plus continuer à travailler à la terre après l'amputation de la cuisse que je lui avais pratiquée? que, pour la même somme de 400 fr., et dans le même but, j'ai placé, chez le trailleur Long, rue de la Blanquerie, le nommé Homs, soldat de la garde royale? que j'ai tout récemment proposé de servir de père à l'orphelin Gély, privé dans la même semaine de son père et de sa mère? Gély, honnête menuisier, rue St.-Mathieu, avait travaillé pour moi : je donnais, conjointement avec M. Provençal, des soins à sa femme dangereusement malade : le chagrin qu'il en conçut causa subitement sa mort : et sa femme ayant appris la nouvelle de cet événement succomba quelques jours après. L'enfant, âgé de 7 ans, montrait de l'intelligence : j'offris aux parens de le prendre chez moi et de lui faire faire ses études à mes frais. Quelques jours après je fus convoqué pour un conseil de famille où devait se trouver aussi M. le maire de Montpellier. Le bruit de ma destitution se répandit; on me fit dire que le conseil de famille n'aurait pas lieu : je n'ai plus entendu parler de rien.

Il est pénible de parler de soi : mais, j'ai été forcé de le faire pour prouver que ce n'était pas seulement quand il s'agissait de constitutionnels espagnols que j'étais prêt à voler au secours de l'humanité.

Je me suis appliqué à ne citer que des faits faciles à constater. Je prie le conseil académique de vouloir bien décider :

1°. Que je serai appelé à fournir les preuves de tous ceux que j'ai avancés, s'il s'élevait le moindre doute sur leur exactitude;

2°. Qu'une commission d'hommes de l'art soit nommée pour donner son avis sur la valeur des explications médicales dans lesquelles je suis entré;

3°. Que copie de ma défense soit communiquée à messieurs les administrateurs des hôpitaux, pour avoir leur avis sur l'exactitude de mes assertions relativement à ce qui concerne l'hôpital St.-Eloi.

LALLEMAND.

Montpellier, le 28 novembre 1823.

N°. 8. *Lettre d'envoi du mémoire.*

Montpellier, le 29 novembre 1823.

A monsieur le Recteur de l'académie royale de Montpellier.

Monsieur le recteur,

J'ai l'honneur de vous adresser copie de ma défense que je vous prie de présenter le plutôt possible au conseil académique.

Afin de ne mettre personne en cause, je me suis abstenu de toute espèce de récrimination; mais cette réserve m'a empêché de faire usage de plusieurs moyens de défense très-importans, par exemple : j'aurais pu faire soupçonner la bonne foi de ceux qui ont substitué le mot de putréfaction à celui de pourriture d'hôpital; j'aurais pu me plaindre de ce qu'on appelait calomnie l'énoncé d'un fait incontestable; j'aurais pu faire remarquer jusqu'à quel point les esprits devaient être égarés au moment d'une délibération importante, pour qu'un conseil composé d'administrateurs des hôpitaux et des premiers magistrats de la ville, oubliât ses attributions au point de prendre une décision qui outrepassait ses pouvoirs et n'appartenait qu'à vous seul; pour que des administrateurs et M. le maire de Montpellier lui-même, pussent s'oublier au point de prononcer la destitution d'un professeur nommé par l'université, et de prier M. le préfet de pourvoir à son remplacement le plutôt possible; j'aurais pu faire entrevoir de leur part l'intention d'arracher de nouveau à l'université le droit de nommer les professeurs de clinique, pour avoir comme autrefois un homme qui, nommé par eux, soit sous leur dépendance; j'aurais pu faire remarquer que le général d'Armagnac avait vainement réclamé la salle dite du *Courage*, pour les officiers espagnols, quoique elle fût alors tout-à-fait vide.

Quant à la phrase dans laquelle il est question d'exaltation, *telle qu'il y aurait danger imminent de me confier la vie des malades*, j'aurais pu demander si l'on voulait entendre que je fusse capable d'attenter à leurs jours, ou du moins en donnant à cette phrase l'interprétation la plus favorable, en supposant qu'elle veut dire que je suis fou, j'aurais pu demander comment on peut appeler des gens qui traitent de folie l'action d'un homme qui prend chez lui un malade pour le soustraire au danger qu'il court à l'hôpital; comment on peut faire de ce trait d'humanité un point capital d'accusation et en tirer parti pour dénoncer ses opinions politiques.

Quant aux autorités civiles, j'aurais pu rappeler leur longue querelle avec l'autorité militaire à l'occasion des prisonniers espagnols, les dénonciations dirigées contre le général d'Armagnac à cause des égards qu'il voulait que l'on témoignât à des ennemis désarmés qu'il ne regardait plus que comme des hommes malheureux ; j'aurais pu dire que toutes les fois que j'ai obtenu quelques adoucissemens au sort du colonel Minusir, je l'ai dû à l'intervention de l'autorité militaire ; j'aurais pu faire remarquer la véhémence qui règne dans la lettre de M. le préfet, le regret qu'il témoigne de ne pouvoir pas faire sur-le-champ une justice *prompte*, *sévère* et *éclatante*.

A l'occasion de l'opinon qui perce dans mon certificat, et qui *paraît l'avoir dicté*, j'aurais pu rappeler des époques de fatale et douloureuse mémoire, où sur de simples tendances tant d'augustes victimes ont porté leur tête sur l'échafaud.

Si je me suis assez respecté pour ne me plaindre de personne, si je me suis abstenu de faire des phrases oratoires, si par suite de cette modération ma défense paraît froide et pâle à côté des pièces d'accusation, j'ose espérer que cette modération, dont votre lettre m'a donné l'exemple, ne tournera pas à mon détriment.

Cette lettre, M. le recteur, n'est destinée qu'à vous seul ; cependant, vous pourrez en faire tel usage que dans votre prudence vous jugerez convenable.

Daignez agréer, M. le recteur, l'assurance de la considération très-distinguée avec laquelle j'ai l'honneur d'être

Votre très-humble et très-obéissant serviteur,

LALLEMAND.

P. S. Vous trouverez aussi dans ce paquet la copie d'une lettre adressée à M. le sous-intendant général, le 13 juillet 1822, et un tableau de situation des salles de chirurgie, depuis le 17 septembre jusqu'au 10 novembre, pièces citées dans ma défense. Je vous prie d'avoir la bonté de m'accuser réception du tout.

N°. 9. *Lettre de M. le recteur, après la réponse de MM. les administrateurs à mon mémoire.*

Montpellier, le 17 décembre 1823.

Académie de Montpellier.

A Monsieur LALLEMAND, professeur de la faculté de médecine,

MONSIEUR,

Votre mémoire a besoin de quelques éclaircissemens importans que je vous prie de me donner au plutôt.

1°. Il m'a paru que vous négligiez de prouver que le soldat Braille fût atteint de la pourriture d'hôpital, et en général que cette pourriture existât dans cet établissement.

2°. En supposant ce fait prouvé, il m'a paru encore que vous ne répondiez pas au reproche que vous font les administrateurs, dans les considérans de leur délibération, de ne les avoir pas prévenus, afin qu'ils prissent des moyens efficaces pour s'opposer aux ravages que cette pourriture aurait pu exercer.

Veuillez me transmettre au plutôt votre réponse, et recevez, monsieur, l'assurance de ma considération distinguée.

Le recteur de l'académie, V. De BONALD.

N°. 10. *Éclaircissemens demandés par M. le Recteur.*

Monsieur le recteur,

Je vous suis obligé de la bonté que vous avez de m'indiquer les parties de ma défense qui vous paraissent faibles; je vais tâcher de répondre à vos bonnes intentions, en éclairant votre conscience.

Il me semblait qu'on ne pouvait élever le moindre doute sur l'existence de la pourriture d'hôpital chez le soldat Braille, à moins qu'on ne donnât une explication plausible du motif qui me l'avait fait prendre chez moi : j'eusse été à la fin de mon service, et qu'avant de le remettre à mon collègue, j'eusse pris chez moi le soldat Braille, je conçois qu'on eût pu interpréter mes intentions; mais j'avais encore deux mois devant les mains, et je ne pouvais pas prévoir alors que j'aurais occasion de parler de pourriture d'hôpital; je dirai plus, si je ne l'avais pas eu chez moi, il est très-probable que je n'y aurais pas pensé et que je n'en aurais pas parlé; je l'ai cité parce qu'il m'a paru que la circonstance était frappante, et me justifiait des intentions qu'on pourrait me prêter. Quelle autre maladie que la pourriture d'hôpital pouvait cesser aussi promptement par la soustraction du malade du foyer de l'infection? quelle autre maladie pouvait rouvrir sa plaie prête à se cicatriser, et m'engager à la panser avec de l'éther?

Lorsque la pourriture d'hôpital se manifesta dans les salles de vénériens, je parlai à M. le doyen des moyens que j'employais pour la combattre, il me dit que l'éther sulfurique était celui qui lui avait le mieux réussi; je m'en trouvai si bien, que depuis cette époque je lui ai donné la préférence. M. le doyen est membre du conseil académique, il pourra être consulté sur ce fait; la seule preuve directe que je pouvais donner de l'existence de la pourriture d'hôpital chez Braille était le témoignage des élèves auxquels je l'ai signalée dès son apparition, auxquels j'en ai parlé à la clinique pendant dix ou douze jours avant de le prendre chez moi, et j'ai dû m'abstenir d'invoquer un pareil témoignage.

Si l'on prétendait que je me suis trompé, que la complication qui détruisait la cicatrice de Braille n'était pas la pourriture d'hôpital, je répondrais que je ne me crois pas infaillible; mais je demanderais qui était placé dans des circonstances plus favorables que moi pour en juger.

Je n'ai également d'autre preuve à donner de l'existence de la pourriture d'hôpital dans les salles de chirurgie, que la grande quantité d'éther dont j'ai fait usage pour panser les plaies (ce dont j'ai déjà dit qu'on pouvait s'informer à la pharmacie), mes leçons cliniques et le témoignage des élèves. Au reste, je vais plus loin. Je n'ai cité qu'un blessé; j'aurais pu me dispenser de m'expliquer au sujet des autres. J'ai dit que j'avais chez moi un jeune soldat français qui avait failli périr de la pourriture d'hôpital; que je l'avais retiré du foyer de l'infection, c'est-à-dire du lieu où il avait contracté la maladie; que depuis huit jours qu'il était chez moi, sa plaie était presque guérie, c'est-à-dire que l'effet avait cessé dès le moment que la cause avait été éloignée; que les miasmes de l'hôpital qui avaient agi sur une plaie récente et prête à se cicatriser, auraient bien plus d'action sur deux plaies graves et anciennes, c'est-à-dire que ce qui était arrivé à ce soldat pouvait arriver au colonel; qu'il serait exposé au même danger, s'il se trouvait placé dans les mêmes circonstances; que le même sentiment qui m'avait fait un devoir de soustraire au danger ce soldat en le prenant chez moi, me faisait un devoir aussi de prévenir l'autorité qu'elle exposerait le colonel au même danger en le plaçant dans les mêmes circonstances.

Pour peu qu'on se pénètre de cette phrase, on ne peut pas lui donner un autre sens. Ce sont les expressions de foyer d'infection et de miasmes, qui, mal interprétées par des fonctionnaires auxquels je n'en fais pas un reproche, puisqu'ils sont étrangers à la médecine, ce sont ces expressions qui lui ont fait donner un autre sens, et je pouvais me dispenser de l'adopter.

Je suis bien loin d'avouer que la pourriture d'hôpital n'existait pas dans les salles de chirurgie quand j'ai écrit le certificat, puisque j'en ai cité trois exemples dans mon mémoire. J'ai seulement voulu prouver que je n'avais pas dit qu'elle existât chez d'autres que chez le soldat en question, et qu'en supposant même qu'elle n'existât pas dans la salle dont je l'avais tiré, puisque lui Braille venait d'en être affecté par le fait de son séjour dans cette salle, il y avait danger à placer dans ladite salle le blessé Minusir.

Si je n'ai pas répondu au reproche que me font les administrateurs dans le considérant de leur délibération, c'est qu'après avoir parcouru rapidement cette pièce, je me suis abstenu de la consulter afin de conserver le calme dont j'avais besoin.

Quand j'ai dit que votre résumé seul, M. le recteur, me servirait de guide, c'est que telle était ma ferme résolution; je n'ai retenu des autres pièces que les expressions les plus saillantes. J'ai cependant répondu au reproche de MM. les administrateurs sans y penser quand j'ai dit que la pourriture d'hôpital se manifestait dans les hôpitaux les mieux situés, les plus propres et les mieux administrés, toutes les fois qu'ils étaient encombrés; que je n'avais d'ailleurs eu rien à désirer sous tous ces rapports. Reste donc l'encombrement des salles; j'ai dit que c'était un événement tout-à-fait indépendant de la volonté des administrateurs et des autorités civiles ou militaires. En effet, il arrivait des prisonniers qui ne pouvaient continuer leur route, il fallait les recevoir à l'hôpital, celui de St.-Eloi leur était destiné, il fallait bien qu'on les logeât à l'hôpital St.-Eloi. MM. les administrateurs auraient-ils pu disposer de quelque local dans la maison? je ne pouvais pas le supposer en voyant la manière dont on serrait les lits, en voyant des malades couchés deux à deux. Aurait-on trouvé de la place dans quelque salle de fiévreux pour y mettre des blessés, mais j'ai dit dans mon mémoire que les salles de fiévreux attenantes à celles de chirurgie, étaient tellement pleines qu'on avait été obligé d'en faire refluer une partie dans un rang de lits placé au milieu de la salle des blessés; et puisque l'occasion s'en présente, j'en profiterai pour réparer une omission volontaire. J'ai dit que les salles St.-Côme et St.-Eloi avaient contenu 88 blessés sans y comprendre les fiévreux qu'on y avait fait entrer. Les sœurs m'avaient dit que le nombre total s'était monté jusqu'à 105, mais je ne pouvais l'avancer qu'en invoquant leur témoignage, je m'en suis abstenu pour éviter de les mettre en opposition avec l'administration; plusieurs de ses membres ayant pris des informations, tous ont toujours obtenu la même réponse, Je crois pouvoir aujourd'hui faire remarquer ma modération et le silence des administrateurs sur ce point. Puisqu'on en était venu au point d'augmenter l'encombrement des salles de blessés en y plaçant des fiévreux, je ne pouvais pas soupçonner que les administrateurs eussent à leur disposition quelque local vide, et pour leur honneur, quoi qu'ils en puissent dire, ils me permettront de ne le pas croire encore.

Que pouvaient-ils donc faire? évacuer les malades; mais cela n'est pas dans leurs attributions, ce sont les chirurgiens et médecins seuls qui peuvent savoir si un malade est en état d'être évacué, et j'ai déjà dit que mon collègue et moi étions sans cesse occupés de cela. Il suffit de consulter le relevé de la situation des salles St.-Côme et St.-Eloi, pour voir une différence de vingt ou trente malades d'un jour à l'autre. Que prouve cette oscillation continuelle? que quand les salles étaient pleines et que les malades s'étaient reposés, on faisait sortir ceux qui le pouvaient sans danger. A quoi donc eût servi d'avertir MM. les administrateurs? et si cela n'était utile à rien, pourquoi devais-je le faire?

Lorsque la pourriture d'hôpital se manifesta il y a dix-huit mois dans les salles de vénériens, j'y remédiai de même autant qu'il était en moi, sans en faire part officiellement à MM. les administrateurs, qui connurent ce fait par la lettre de M. Legras, et la réponse qui lui fut faite. Les circonstances étaient les mêmes, si ce n'est que l'encombrement avait lieu par l'accumulation momentanée de vénériens français, résultant du mouvement militaire qui les dirigeait vers l'Espagne, et que par suite de ces mêmes événemens militaires, c'étaient en dernier lieu des prisonniers espagnols qui encombraient les salles de médecine et de chirurgie.

J'aurais désiré connaître la réponse de MM. les administrateurs, et je me proposais de vous en demander communication; mais, s'il est vrai que le conseil académique s'assemble aujourd'hui, je n'en aurai pas le temps. Je suis donc obligé de parler d'une chose dont je n'ai pas la certitude, mais j'y suis forcé; plusieurs personnes dignes de foi m'ont assuré tenir d'administrateurs, aussi très-dignes de foi, que dans cette réponse il était question du danger qu'aurait pu courir S. A. R. la duchesse d'Angoulême en venant à l'hôpital, parce que MM. les administrateurs n'auraient pas été prévenus de l'existence de la pourriture d'hôpital.

Il y aurait là deux erreurs : la première, c'est

que je ne faisais pas le service quand Son Altesse Royale a honoré l'hôpital de sa présence : la seconde, c'est que la pourriture d'hôpital ne peut avoir d'effet que sur les plaies : la dernière circonstance toute médicale n'est sans doute pas connue de MM. les administrateurs des hôpitaux, mais la première ne pourrait leur être échappée ; tous savent que c'est M. le professeur Delpêche qui a eu l'honneur de recevoir Son Altesse. Si le passage en question existe, il peut donner une idée de l'égarement de mes accusateurs (1).

Je me proposais, monsieur le recteur, de vous écrire à l'occasion d'antécédens dont on parle beaucoup ; je résumerai en deux mots tout ce que j'avais l'intention de vous dire à ce sujet. Je désire très-vivement que cette question soit agitée ici et qu'on me communique tous les griefs qu'on peut me reprocher, quelque légers qu'ils soient, parce que je suis certain que s'il n'en est pas question à Montpellier, c'est sur eux qu'on me jugera à Paris. Je sais que depuis plusieurs années on a écrit bien

---

(1) *J'ai su depuis, par la lecture qui fut faite au conseil académique, de la réponse de MM. les administrateurs, qu'il y était en effet question de la visite de Son Altesse Royale la Duchesse d'Angoulême à l'hôpital St.-Eloi. Cette circonstance donna même lieu à une observation qui pourrait d'un seul mot caractériser les passions du moment, si elle n'était trop inconvenante pour être rapportée. Ceux qui la connaissent apprécieront mon silence.*

des dénonciations contre moi ; on n'en a pas tenu compte, jusqu'à présent, mais elles auront beaucoup de poids aujourd'hui. Je vous supplie donc, monsieur le recteur, tandis qu'on peut encore remonter aux sources, de proposer au conseil académique de me juger aussi sur les antécédens, et de me les faire connaître : car si je ne les détruis pas, qui les détruira ! et comment puis-je le faire si je ne les connais pas? J'ose espérer de votre justice habituelle que vous rendrez ce service signalé à

Votre très-humble, etc.

LALLEMAND.

N°. 11. *Certificat délivré au colonel Minusir par les médecins et chirurgiens de Bourges, cinq mois et demi après son départ de Montpellier.*

Nous, médecins et chirurgiens en chef des hospices civils et militaire de la ville de Bourges, département du Cher, certifions que M. Minusir Nicolas, colonel du régiment espagnol de Balbastro, a reçu un coup de feu à la partie supérieure et moyenne de l'épaule droite ; que la balle a traversé le muscle deltoïde ; que des corps étrangers sont restés dans le trajet de la plaie, et que ces corps ont déterminé et déterminent encore de temps en temps de l'inflammation et des abscès, qui, en s'ouvrant, laissent sortir une matière purulente de mauvaise nature et des portions de vêtemens. En conséquence, nous estimons que, pour éviter de plus grands accidens, il serait à désirer que le susdit Minusir pût séjourner encore quelque temps en France, ce qui hâterait sa guérison, et que, dans le cas où il serait forcé de se mettre en route, les moyens de transport doivent lui être accordés, étant incapable de faire route à pied.

En foi de quoi nous avons signé le présent.

A Bourges, le 13 avril 1824.

MODIEN, VEBAN, D. E. P. LEMAIRE.

Vu par nous sous-intendant militaire,

MAC-CURTAIN DE KAINLIED (1).

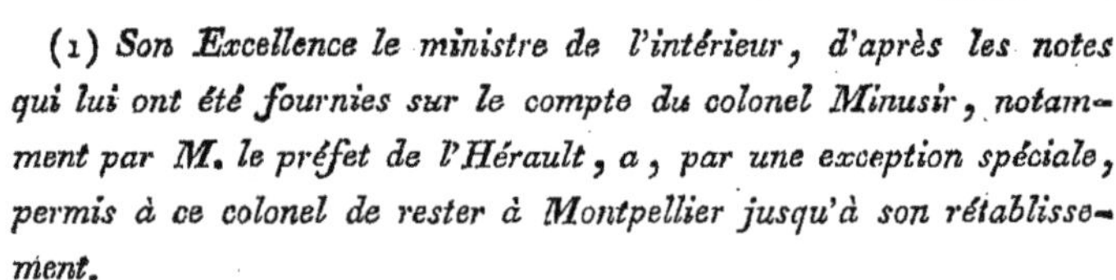

(1) *Son Excellence le ministre de l'intérieur, d'après les notes qui lui ont été fournies sur le compte du colonel Minusir, notamment par M. le préfet de l'Hérault, a, par une exception spéciale, permis à ce colonel de rester à Montpellier jusqu'à son rétablissement.*

Je dois dire aussi que, de leur côté, MM. les administrateurs des hôpitaux ont saisi la première occasion qui s'est présentée de demander ma réinstallation dans mes fonctions.

www.ingramcontent.com/pod-product-compliance
Ingram Content Group UK Ltd.
Pitfield, Milton Keynes, MK11 3LW, UK
UKHW022139190726
13855UKWH00003B/1243